O ENCANTADOR DE ESPOSAS

Tiozão do Boteco

INTRODUÇÃO

A fantasia de ser corno foi enraizada, principalmente, por meio da música no imaginário do cidadão brasileiro. Dado que se resume a colocar o útero da esposa à disposição da imortalidade genética alheia.

Assim, passando o "macho alfa" para o patamar de "macho beta".

Claro que, aqui, não se tratará disso.

Pelo menos, a menos que o corno não queira.

Do contrário, ele pode dar o nome do macho alfa para o filho, convidá-lo para o batizado e, quiçá, chamá-lo para repetir a dose.

Tudo porque, aqui, se pavimentará uma estrada, sem atalhos e cheia de retornos, que levará o macho beta para frente de uma cama, onde sua mulher estará fazendo sexo com um homem de verdade.

Contudo, o 01º passo é que é o X da jogada.

Ora que ele é precedido da seguinte pergunta: "Como é que eu falo disso para a minha esposa?"

O que não é um tabu.

Mas que se tornou em função da falta de referências.

Afinal, não se aprende a ser corno na faculdade.

Não que isso o tenha impedido ser.

Só que apenas não sabe.

Já que basta ter uma mulher entediada e um amigo canalha para isso.

"Coma os livros", os catedráticos dizem.

Isso mesmo, meu filho! Não peca tempo. Vá lá e coma os livros; que seu amigo come outra coisa.

"Tudo bem, eu posso ter sido chifrado e nem soube disso. Mas como é que eu me torno um corno consciente?", você está perguntando.

Lendo esse livro, meu amigo.

Afinal, com quem você irá falar disso?

Fora isso, ainda tem o risco de que você vire objeto de escárnio dos indiferentes e, em função disso, perca a mulher.

E o pior: que veja a mulher ir para os braços de outro homem sem que você aproveite um pouco.

Ademais, a função desse livro é o de mostrar que isso é mais fácil do que parece. Oferecendo um guia, passo a passo, de como o candidato a corno transformará a mulher da sua vida em uma ninfomaníaca devoradora de homens.

Afinal, essa é uma fantasia de 80% dos brasileiros.

E de algumas mulheres, também.

Só que o medo é o principal obstáculo.

PARTE 000 – MULHER É UM SER SENTIMENTAL

01º - Decore esse mantra: "Mulher é um ser sentimental".

Em 02º - "Não se esqueça dele".

Agora, arregace a pica e ponha as bolas para funcionar...

PARTE 001 – A MULHER É UM SER SENTIMENTAL

Como já sabemos, a mulher é um ser sentimental. E, por isso, a abordagem do tema difere entre ela e o homem.

Pois, enquanto o homem imagina que a mulher está gemendo debaixo de um gigolô, a mulher se vê galopando sobre a pica de um garanhão.

Ademais, nunca procure em uma mulher a cumplicidade que encontrará em outro homem. Ou fale com ela da mesma forma que dialoga com outro cara.

- Vamos tomar uma geladinha, meu chapa?

- Você quer beber alguma coisa, meu amor?

Consegue notar a diferença?

Com um homem se fala de forma direta e se oferta uma condição.

Agora, com a mulher, de forma indireta, se impõe uma condição.

Tudo porque o desejo de negociar é inerente à natureza masculina. Dado que o negócio é uma forma de contenda. Só que sem pancadaria. Onde vence aquele que ganha mais e cede menos.

Todavia, a mulher gosta de estar em questão. De ser o objeto da disputa.

Se for para ser de alguém, que seja do melhor.

A partir daí, não dê a impressão de que ela está sendo julgada. De que as suas decisões, independente de quais forem, estão sendo avaliadas. E sim, de que elas são respeitadas. Pois em cada uma há um valor.
Do contrário, ela se sentirá desvalorizada.

Porque a mulher é um ser sentimental.

PARTE 002 – OS VALORES DA MULHER

O corno tem de se colocar no lugar da mulher e entender que os valores dela são formados pelo conflito que há entre o que ela deseja e o que lhe disseram para dizer que deseja.

Tudo porque nenhum pai quer que a filha volte para casa com o filho de um estrupício na barriga.

Vamos falar a verdade... Esse negócio de emancipação da mulher é o maior 171 que inventaram.
Pois, disseram para ela que ela é a dona do seu nariz, colocaram uma cartela de pílulas anticoncepcionais na sua bolsa e a mandaram passear.

Noutras palavra: "Vá trepar, minha filha".

Só não volte aqui.

Por isso, qualquer coisa que for dita fora do contexto pode criar um problema sem fim. Já que a mulher é um ser sentimental e, em função disso, pode se sentir rejeitada.

- Por que você está querendo me dar para outro homem?
- É...
- Eu não sirvo para você?

Ela não consegue diferenciar o "fim" e o "meio".

PARTE 003 – A VIDA DO CASAL

Os especialistas em sexo, os famosos sexólogos, dizem que o swing serve para apimentar a relação do casal.

O que é uma balela.

Pela cara de cada um deles, ou delas, dá para ver que ninguém sabe foder gostoso.
Que falam na base do "ouvir dizer".
Não do "eu já fiz".

Você acha que alguma das sexólogas que gastam o verbo na TV já usou mais de um buraco ao mesmo tempo?

A partir de agora, vamos tirar os palpiteiros da jogada. Deixe-os só nos programas de televisão.

Do que estamos falando é de um desejo que não tem nada a ver com a relação do casal. Um desejo que, na maioria dos casos, o cidadão tem antes de arrumar uma namorada. Às vezes, conseguindo uma fêmea só para dar para outro comer.

PARTE 004 – PERDENDO A INIBIÇÃO

A ansiedade pode levar o candidato a corno a ter um ataque cardíaco. Por isso, ele tem de aprender a controlá-la.

E a internet pode ajudá-lo.

Por exemplo, você pode entrar em alguns sites de bate-papo e oferecer a sua mulher (de brincadeira) para alguns marmanjos.

Descrevendo-a em detalhes.

Sim, fale um pouco da sua intimidade.

Afinal, você estará protegido pelo anonimato.

Só não vá falar de alguma marca de nascença; como uma pinta na bunda.

Posto que, em um momento de muito azar, você pode estar trocando informações com alguém que desfrutou da mesma intimidade. E que, com algumas míseras perguntas, pode identificá-la.

Ou que conhece a bunda dela por outra via. Como o pai. Que já salpicou o rabo dela com talco inúmeras vezes.

Ademais, veja como você reage a cada comentário.

Tudo porque uma coisa é certa: o cara que manja de mulher não tem tempo para perder com internet.

Internet é coisa de punheteiro.

Por isso, é normal que alguém fale da sua mulher como se falasse de um pedaço de carne que está em promoção no açougue.

Nessa hora, você irá visualizá-lo, como o fará com qualquer outro "xarope", pegando na bunda da sua mulher com o ímpeto com que apalparia esse pedaço de carne.

Afinal, ela não vale nada para ele.

E ele fará o que quiser.

Posto que a mulher é sua, e não, dele.

Procure conversar, então, com alguém que tenha um apelido como "Caralhudo". Ora que esse é o tipo de cara que te colocará à prova. Já que é bom de lábia e judiará de você.

Porque ele é o tipo de cara que entra na internet para extravasar sua maldade.

Deixando-te sem resposta a todo instante.

Sim, na frente do computador, você abaixará a cabeça e se curvará a ele.

E não pense que ele terá pena.

Não!

Ele vai se divertir às suas custas.

Então, você o imaginará dominando a sua mulher.

Agora, respire fundo.

Pois você o verá fazer tudo o que fez psicologicamente com você... Tudo e mais um pouco. Psicológica e fisicamente com a sua mulher. Sim, gozando dentro dela e rindo da sua cara. Depois, vai vê-lo limpar o pau com a calcinha dela e jogá-la na sua cara.

Calma.

Para o quarto vá e se masturbe um pouco.

Ponha a excitação para fora.

Então, vasculhe o passado da sua esposa.

E, nessa busca, procure por fotos em que ela esteja com ex-namorados. Ou o ex-marido.
As melhores serão as que eles estiverem na praia; com ela usado biquíni e se esfregando no volume da sunga dele.

Quanto mais juntinhos melhor.

Se ela já tiver um filho – que não seja seu –, procure pelas fotos em que ela esteja grávida. De preferência, de biquíni e enroscada em seu reprodutor. E tente construir em sua mente, com base no que você sabe dela, o caminho que o produto dos testículos do cidadão fez para chegar ao útero dela.

Depois, se masturbe com prazer.

PARTE 005 – TIRANDO A INIBIÇÃO DA MULHER A

A mulher é um ser sentimental.

Por isso, não vá com muita sede ao pote.

Do contrário, ela irá estranhar.

Vamos por partes...

Mais especificamente, para o cinema.

Não para assistir a um filme de sacanagem.

Que mulher não gosta disso.

E sim, para assistir ao filme "Atração Fatal", de 1987.

Depois do filme, faça alguns comentários aleatórios. E, então, se coloque na condição de Dan Gallagher, o protagonista. Dizendo que ele recebeu da loira aquilo que não encontrava em casa.

- O que é que eu não te dou? – a sua esposa pode perguntar.

Não vá falar do cu!

Por favor, deixe o cu no meio da bunda.

Até porque ele será um objeto de intimidade entre ela e o macho alfa.

Afinal, ele merecerá um bônus.

Ademais, alguns mistérios devem ser deixados no ar. Com o fim de que elucidados sejam no devido lugar.

"Em qual lugar?", você me pergunta.

PARTE 006 – A CAMA A

Lugar de tratar de sacanagem é na cama. Onde os corpos podem se comunicar abertamente.

Pois é o local em que você poderá se ater ao cheiro da calcinha dela.

Para isso, convença-a a não dormir de pijama. E sim, de camiseta. Posto que ela fica mais descolada. Arrojada.

Mais fácil para fuçar, também.

Para sentir se o "farol está aceso". Ou perceber se a umidade da calcinha dela é relevante; avaliando o odor que lhe ficará impregnado nas pontas dos dedos.

Quanto mais forte, melhor.

"Mas ela pode pensar que eu estou querendo algo com ela?", você pode questionar.

Com ela, não.

Através dela.

Entretanto, para depois.

Porque o ditado diz: "O apressado come cru".

Retificando: "O apressado não come cu".

PARTE 007 – TIRANDO A INIBIÇÃO DA MULHER B

Depois, assista ao filme "Meus Problemas Com as Mulheres", de 1983.

E, de novo, se ponha na posição do protagonista. No caso, de David Fowler.

Só para descontrair.

Então, com um tom provocativo, pergunte: "Você já me imaginou com outra mulher?"

Algo que a levará a fazer a seguinte indagação: "Você já me imaginou com outro homem?"

- Sim. Só não me pergunte "Como?" – você dirá.

E vá ao banheiro.

Dê uma volta na cozinha.

Não se deixe abater pela ansiedade.

Assim, dando-lhe tempo para digerir a informação.

PARTE 008 – TIRANDO A INIBIÇÃO DA MULHER C

Por fim, assista ao filme "O Affair", de 2021.

Só que o assista, como você deve ter feito com os outros, na cama.

Então, coloque sua esposa na posição de Anita, a protagonista, e pergunte: "Já pensou em transar com um cara mais novo?"

Se ela responder afirmativamente, demonstre admiração.

- Você leva jeito com garotos.

E explique a razão.

Afinal, ela é sua mulher. Logo, você conhece os predicados dela.

Caso ela diga que não, se posicione.

- É que você leva jeito com garotos.

- Você quer que eu transe com um guri? É isso?
- Se você quiser, não me oponho.

Lembra-se da "Parte 001"?

Só não fale de Complexo de Édipo ou qualquer outra babaquice do gênero.

Apenas exalte os pontos fortes dela. Mas a favor dela. E não, do garoto.

01º - Porque você não é o advogado dele.

Em 02º - Porque ele nem existe.

- Você não se deixa levar por qualquer coisa. Está pronta para qualquer experiência.
- O que você está querendo dizer?
- Que a sua imaginação é o limite.
- Minha imaginação é só contigo.
- Comigo é a realidade. E a realidade não se restringe a mim – falando com confiança. Como se falasse com um general que irá para a guerra.

Depois, faça sexo com ela. Mas faça gostoso. Como se fosse a última refeição de um condenado.

Para que ela tenha noção do tanto que essa ideia mexe com você.

Afinal, a mulher é um ser sentimental. E, por tanto, o que mexe com você também mexe com ela.

Aquilo que te excita a excitará, também.

PARTE 009 – MOMENTO DE REFLEXÃO

Agora, deixe a leitura de lado e vá atrás da sua mulher.

Olhe para as ancas dela.

Para aquela bunda que você conhece tão bem e pergunte para você mesmo: "O que é que ela está perdendo?"

Você está esperando o quê?

Vá lá, que eu não vou sair daqui.

Voltou?!

Bem, agora pense naqueles quadris e nas tetas de desmamar bezerro e se questione: "O que é que eu vou faturar?"

PARTE 010 – PREMIAÇÃO

Daí para frente, sempre que o assunto entrar em pauta, de preferência, por iniciativa dela, você deve recompensá-la com sexo oral. A fim de que ela sempre associe a presença de uma 03ª pessoa ao prazer.

Pois o 03º elemento não será um invasor.

Um convidado é o que ele será.
Alguém que vem para somar.
E, por isso, ela precisa se sentir confortável com a ideia.

Não é um bicho de 07 cabeças.

Só tem duas.

E uma é de arrepiar; de fazê-la gemer e se apaixonar.

PARTE 011 – A CAMA B

Aqui, se percebe a importância da cama.
Ou melhor, de se estar sobre ela.
Melhor ainda, de tê-la como ponto de concórdia.
Pois assunto de cama se discute na cama. Onde ela poderá sentir a sua ereção.

Afinal, o pau não mente.

Nem a vagina.

Sendo que, em algumas mulheres, a excitação chega a fazer a boceta latejar.

PARTE 012 – PISANDO EM OVOS A

Reconhece-se que existe a ansiedade, o nervosismo e o famigerado frio na barriga. E é isso que gera a excitação e o prazer de fazer a coisa.

Do contrário, que graça teria?

Por isso, o assunto tem de se tornar quase comum.

Comum apenas na cama do casal.

Mas só lá.

Nada de graça na mesa do jantar ou na fila do supermercado.

- Hoje, eu conheci um cara legal – diga ao ouvido dela. Sempre massageando seu ventre. Estimulando-a. – Acho que ele combina contigo.

- Por quê?

- Ele é alto, forte e um pouco bruto.

- Bruto?

"Bruto?", você está estranhando.

Sim. Toda mulher gosta de uma contida agressividade.

- Ele não terá medo de se divertir contigo.

E, sempre que ela puxar o papo, a premie com um gostoso sexo oral.

PARTE 013 – PISANDO EM OVOS B

Quando ela disser: "Hoje, conheci um cara", pergunte:
- Você transou com ele?
- Não.
- Me fale dele – e, enquanto ela o descreve, enfie a fula na boceta dela e a faça trepar com ele em sonho.

PARTE 014 – "SENTANDO" EM OVOS

Você deve presenteá-la com itens sugestivos. Como um álbum que contenha as peças da coleção "Cock", de Robert Mapplethorpe. Que é composta por fotos de generosos pênis.

- De qual você gosta mais? – a questione.

Dando início a um papo malicioso. Em que se comentará cada foto. E que terminará em um gostoso sexo oral.

PARTE 015 – O TAMANHO DO DOCUMENTO A

Não se acanhe diante da pica de outros homens. Fale abertamente. Afinal, vocês são, antes de tudo, amantes. Que não vão se julgar. E sim, compartilhar experiências.

Por isso, pergunte dos outros homens da vida dela. Do que ela apreciava em cada um deles.

- Você repetiria a dose? – pergunte a ela.

Queira saber até do que a decepcionou.

Como o cara que parecia que tinha o pau GG e, na hora, pintou com um P.

PARTE 016 – O TAMANHO DO DOCUMENTO B

A toda oportunidade, queira saber da opinião que ela tem de cada macho.

Sim, de todo macho.

De cada possível reprodutor.

Habitue-se a pensar dessa forma.

Assim, querendo saber do rosto... Se é um homem bonito... E se ela engravidaria de um homem assim.
Também do corpo... Sabendo ela se entusiasma com o porte... Ou se submeteria a ser subjugada por um homem assim.
E do recheio da sunga... Se ela seria a Jane desse Tarzan... E se tem interesse pelos testículos de um homem assim.

Sendo que isso pode ser feito em uma luta de UFC.

Bastando deitar na cama, ligar a TV e virar comentarista de pica.

Ah, e não se esqueça de premiá-la.

PARTE 017 SADISMO

Todo candidato a corno tem de ser um misto de psicólogo com ator.

Pois deve despertar na sua esposa um pouco do sadismo que é inerente a cada ser humano. Ao se tornar alvo das provocações dela.

Mas sem se entregar com facilidade.

Demonstrando um pouco de ciúme.

Afinal, a mulher é um ser sentimental e não quer ser descartada como um frango de padaria.

Contudo, é importante que você conheça os seus limites.

Por exemplo, o receio de um envolvimento mais sério.

- Não quero que você transe mais de uma vez com a mesma pessoa.
- E se eu quiser?
- Faça sexo com ele e amor comigo.

Só não vá chorar.

Afinal, "boiolagem" tem limite.

E lembre-se de que, enquanto o homem imagina que a mulher está gemendo debaixo de um gigolô, a mulher quer galopar na pica de um garanhão.

PARTE 018 – O AMIGO CANALHA

Todo homem tem um amigo canalha. Um sujeitinho à toa que, por força da circunstância, ele foi obrigado a conhecer.

Seja no trabalho...
Em um seminário...
Ou por ser amigo de um amigo...
Um cidadão que não dá um dia de trabalho para ninguém.
Um elemento que, na medida do possível, se evita.
Mas que, no momento certo, lhe será solícito.

A priori, não diga nada a ele. Dado que ele pode se antecipar e por tudo a perder.

E por duas razões:

01ª – Ele não terá compromisso com a sua fantasia. E lhe verá como um obstáculo. Apenas algo que está entre a bunda da sua mulher e o pinto dele.

Você está louco para sair do caminho, não está?

Agora, não.

Ainda é cedo.

02ª – A sua mulher precisa estar afim dele. E, normalmente, mulher tem nojo de homem assim.

"Tudo bem, sabe-tudo", você está resmungado. "Só me diga uma coisa. Como é que tantas mulheres dão para um sujeito deste naipe?"

Porque ele manja do básico: a mulher é um ser sentimental.

E, com base nesse raciocínio, ele dá a entender, até para a feinha, que ele não quer comer por esporte. Que ele sente algo por ela.
Sim, ele mostra à infeliz que com ela será diferente. Pois ele a ama. Ao contrário das outras. E ela se entrega de corpo e alma a ele.

Para ele ela é especial.

Come.

Depois, lhe mete o pé na bunda.

E, se você entregar o jogo logo de cara, ele pode pensar que não precisa seduzi-la e partir para o finalmente.

Mas lembre-se: a fantasia é mais sua do que deles.

Eles podem até ter uma atração mútua.

Da qual, aliás, não dá para saber.

Tudo porque a mulher nunca pergunta para o marido se ele quer ser traído, e o amigo canalha não quer ser o responsável por um lar desfeito.

Não porque ele tem consciência ou ela seja fiel.

Mas só para evitar dor de cabeça.

Afinal, comer um PF na casa do outro é melhor do que cozinhar em casa.

A questão está na mesa.

Nela terá 02 ou 03 pratos?

Por isso, você tem de ser o maestro desse banquete.

Senão, pode ser que eles almocem sem você.

PARTE 019 – MACHO BETA E MACHO ALFA

A relação do macho beta com o macho alfa é algo que beira o homossexualismo platônico.

Tudo porque é natural que o macho beta também admire o macho alfa. Posto que o macho alfa corresponde a 50% da fantasia dele.

Em muitos casos, o macho beta atua como um vassalo do macho alfa. O tratando como um deus.

O que faz com que o cidadão coma a sua mulher com mais ímpeto. E, graças a isso, a faça se esquecer de que o seu companheiro oficial está por perto.

"Eu sou gay, Ronnie?", você quer saber.

Não, você não é gay.

Contudo, muitas vezes, o macho alfa se empolga tanto com o fato de que é superior ao macho beta que passa a fodê-lo através da mulher.

E o corno fica tão louco com o prazer da mulher que passa a sentir cada esporada.

Nisso, o macho alfa olha para o macho beta, que, na sua cadeira, se masturba freneticamente.

Então, assim que seus olhares se cruzam, se dá uma simbiose.

Uma coisa tão magnética, que, às vezes, obriga a mulher puxar o rosto do macho alfa para ela.

Por isso, procure aprender com ele. Posto que ele irá descobrir caminhos pelo corpo de sua mulher que você jamais trilhou.

E o principal: o que leva ao cu.

PARTE 020 – O CU

O cu é um local sagrado.

Que muita mulher tem o desejo de dar.

Só que não é ela que tem de dar.

É o macho que tem de saber comer.

Por isso, mesmo que ela lhe peça, diga "não". Já que ele será única e exclusivamente do macho alfa.

Representando o símbolo da sua lealdade para com ele.

PARTE 021 – FALANDO SÉRIO

Não deixe que o papo se torne uma brincadeirinha. Pois a mulher é um ser sentimental. E, se ela perder o tesão, já era.

Ou você troca de fantasia ou de mulher.

PARTE 022 – JOGOS ERÓTICOS

Os jogos eróticos não têm a função de serem realizados. Nessa fase, eles só servem de estímulo. Para fazê-la ter ideias próprias.

Vamos supor que ela seja paquerada pelo marido de uma amiga.

Quer fantasia mais interessante do que a de dar a bunda para o marido da amiga?

Em geral, a amiga já a deixou a par de tudo que o casal faz fora, embaixo e em cima da cama.

Só faltando que ela trepe com ele, para conhecê-lo na prática.

Traduzindo: não falta muita coisa.

"E o que separa a prática da teoria?", você me pergunta.

A lealdade que ela tem com a amiga e com você.

Com 50% do problema resolvida, o restante ela relevará.

Afinal, a amiga não precisa saber disso.

É até capaz de que ela diga para sua mulher que o macho dela tem outra.

PARTE 023 – JOGOS ERÓTICOS – ADOLESCENTE VIRGEM

Procure estimulá-la com ideias que farão sua vagina ficar mais molhada do que um canal de Veneza.

Como a de desvirginar um adolescente.

O filho de um amigo, por exemplo.

Para isso, você deve lhe sugerir que convide o moleque para ir como vocês para a praia.

- Você está brincando? – ela pode te perguntar.
- Eu não brinco – responda. E o faça com firmeza, pois, você a admira. – Você pode fazer isso e muito mais. Do contrário, não me teria como marido. Pega esse moleque e mostra quem é que manda.

Nesse momento a respiração dela ficará pesada.

Tudo porque o ato de desvirginar um jovem mexe com o ego de qualquer mulher. Pois é a chance de que ela veja o menino virar homem dentro dela. Sendo ela, no caso, a protagonista não do sexo. Mas da vida dele. Ora que ele sempre se lembrará dela.

E, como você sabe, a mulher é um ser sentimental.

- Vamos para a praia – sugira. – Nós e ele. Você o seduz. O coloca contra a parede e diz: "Agora, você é meu".
- Você vai aguentar? – ela provocará.
- É o que mais quero.

"E se ela topar?", você me pergunta.

A premie.

PARTE 024 – JOGOS ERÓTICOS – PRESENTE DE ANIVERSÁRIO

Isso vale para o aniversário, para o dia das mães (se ela já tiver filhos) e para o dia dos namorados.

Menos no Natal.

O importante é o presente.

E, como se sabe, o presente antecede o futuro.

Mas qual é o presente?

Um garoto de programa.

Há sites em que se oferece um cardápio deles.

Não perca tempo e escolha um.

Um que tenha uns putos "classudos".

Afinal, você não vai querer dar para sua mulher um sujeito que poderia estar passando um pano em qualquer balcão de padaria.

E ofereça a ela.

- Sério? – ela pode perguntar.
- Qual você quer? – pergunte com frieza. – Pode ser aqui (em casa) ou no motel. Eu coloco um laço de presente na cueca dele.

O garoto de programa é um capítulo à parte, pois, se trata de um profissional do sexo. De alguém que será remunerado para satisfazê-la e o fará com pompas e circunstância.

O que, no caso, ela entenderá como um gesto de amor. Dado que você abrirá mão dela por ela.

Sim, você ficará jogando videogame, na sala, enquanto, no quarto, ela estará sendo devorada por um especialista.

PARTE 025 – CONSTRANGIMENTO

Lembre-se, a mulher é um ser sentimental.

Por isso, não a constranja.

Se ela disser não, é não.

Pois ela tem que ficar ruborizada de tesão. E não, de vergonha.

PARTE 026 – A MELHOR AMIGA

Na vida de uma mulher não existe problema pior do que a melhor amiga. Sua confidente. A pessoa que vai com ela ao banheiro. E que ela conhece só de ouvir o barulho que o mijo faz ao bater na água na privada.

Mas, antes de xingar a mãe dessa infeliz, você deve saber de algumas coisas.

01º - Que essa criatura veio ao mundo com duas funções: colocar insegurança e ideia de jerico na cachola da sua esposa.
Afinal, sua esposa não pode viver sem a opinião dela.

Em 02º - O fato de que você é um azarado. Já que, enquanto aquela outra amiga, a menos influente, tinha um marido tarado, essa não tem nada para oferecer.
E o pior: tem muito tempo livre.

Mas fique tranquilo.
Não é um "privilégio" só seu.

03º - Em função da proximidade – já que essa cretina é grudenta –, a sua mulher tem uma dependência afetiva dela.
Pois, como já sabemos, a mulher é um ser sentimental.
E toda mulher sabe disso.
Principalmente, essa estúpida.

"Como é que eu me livro dessa suposta amiga?", você me pergunta.

É simples: pegue um revólver calibre 38...

Opa!

Com calma, agora.

Muita calma, nessa hora.

Vamos guardar o revolver no coldre e beber uma cerveja.

É bom descontrair um pouco.

Porém, o problema é realmente sério. Pois, depois de tanto trabalho e tesão saindo pelos poros, tudo não pode ir para o buraco.

E não irá.

Antes, vamos desmembrar o tipo de ideia que ela pode enfiar na cuca da sua esposa.

Já que a sua mulher pode estar pensamento da seguinte forma: "Se ela aprova essa aventura, é porque ela quer que o meu casamento acabe. Só para ficar com o meu marido".

Você está bem na fita.

Ou pode pensar quase o oposto: "Se ela desaprova essa aventura, é porque ela quer que o meu casamento acabe. Só para ficar com o meu marido".

Afinal, mulher pensa com a bunda. E a bunda não foi feita para pensar.

Consequentemente, seja homem e diga: "Dilema de alcova se resolve na alcova".

Sim, as amizades da sua esposa não terão vez na sua cama.

Ao menos que seja um amigo.

PARTE 027 – A ANUÊNCIA DELA

"Se ela tiver dito que 'sim', essa leitura já se consumou", você pode pensar.

Ainda não!

A leitura completa do livro te colocará no panóptico do todo processo.

Por isso, nem pense em deixar que o pipi alheio entre no popô da sua amada antes de se ater a todos os detalhes.

Já que a fantasia é sua. E não, de um ou de outra.

PARTE 028 – JOGOS ERÓTICOS – O AMIGO CANALHA

Introduza o amigo canalha no papo e veja a reação dela.

- Lembra do Flávio?
- Que é que tem ele?
- Ele combinaria contigo.
- Por quê?
- Você é o tipo dele. Você não reparou em como ele olha para você? Para sua bunda. É um homem que te curte.

E guarde o "coringa" na "manga".

Mas fique de olho nela, a partir de agora.

- Você sabe de mais alguém que gosta da minha bunda? – com certeza, ela irá te inquirir.
- Ninguém falou diretamente. Mas, quando eu estava no banheiro da academia (ou outro lugar de convivência pública), ouvi 02 caras conversando. Um lamentou o azar de não estarmos em uma praia de nudismo. Pois ele disse que mandaria o chapa dele me levar para um canto, com um pretexto qualquer. Enquanto isso, ele ia te faturar. Te pegar e te carregar para a água.
- E daí?
- Alguém entrou e eles começaram a falar de futebol.
- Quem eram eles?
- Não reconheci as vozes.

PARTE 029 – JOGOS ERÓTICOS – MULHER GOURMET A

Por uma questão de isonomia, se você ofertou seu amigo, um amigo dela também pode entrar na jogada.

Quiçá, um colega de trabalho.

Toda mulher tem um colega de trabalho mais chegado. Que a paquera. Não desgruda. Um cara que, na prática, não oferece risco algum. Já que, em geral, é casado e tem filhos. E não ejacula dentro de uma mulher a um bom tempo.

Logo, o único tempo que os dois terão para namorar será a hora do almoço.

"Me explique melhor", você pede.

Existem motéis que servem almoço.

Então, a ela sugira que vá almoçar com ele, a cada dia, em um motel diferente.

PARTE 030 – JOGOS ERÓTICOS – MULHER GOURMET B

Dentro do universo sexual de uma mulher transitam vários homens. O inofensivo, como o já citado colega de trabalho, e os ofensivos, como o ex-namorado e o amigo de infância.

"Por que é que eles são perigosos?", você quer saber.

Porque há um sentimento mútuo.

Mais por partes deles do que dela.

Mas que pode se igualar e, até, se inverter.

Como já se sabe, a mulher é um ser sentimental.

Ademais, se o sujeito for casado, há uma margem de segurança. Dado que um cidadão que tem alguma estabilidade social dificilmente largará da mulher para se juntar a outra, que é casada.

Mas como se diz: gosto é gosto.

E desgosto não se discute.

Então, se você gosta de viver perigosamente, você pode lhe sugerir que se torne amante dele.
E que, sempre que puder, vá almoçar com ele em um motel diferente.

PARTE 031 – PRESSÃO

Lembre-se, a mulher é um ser sentimental.

Por isso, ela não pode se sentir pressionada.

Ao menos, é claro, que seja por um cara que esteja trepado nela.

E, com base nisso, procure inspirá-la.

- O que você acha dele (do colega de trabalho)?
- Um homem bonito.
- Você já se imaginou com ele?

- O que você acha dele (do garoto de programa)?
- Interessante.
- Você já transou com um tipo assim?

"Quem me dera", é o que você quer ouvir.

- O que você acha dele (do filho do amigo)?
- Fofinho.
- Você o desmamaria com a sua teta?

Não se esqueça de ficar um pouco enciumado.

Mas só um pouquinho.

O suficiente para que ela queira humilhá-lo.

Só para fazê-la falar.

Se expressar.

Depois, agradeça com um gostoso sexo oral.

PARTE 032 – JOGOS ERÓTICOS – VAMOS A LA PLAYA A

A mulher é um ser sentimental, por tanto, lhe inspire a gostar de ter uma vagina no meio das pernas.

Para tal, a leve para uma praia distante. Onde vocês não conheçam ninguém.

Não ter a quem dar satisfação é uma benção.

E leve 03 tipos de biquínis. Um menor do que o outro. Para que a marquinha da cidade vá diminuindo com o passar dos dias.

A fim de que ela se sinta gostosa.

E faça sucesso com os marmanjos.

Sim!

Agora, apenas imagine...

Imagine a sua esposa caminhando, e os machos a olhando; apreciando todos os atrativos do rabo dela.

Imaginou?

Deixe a punheta para mais tarde.

Agora, inspire...

Então, diga a ela:

- Você já pensou naquele monte de homem te olhando? Vai ter até quem interrompa o gole de cerveja para te ver passar.

PARTE 033 – JOGOS ERÓTICOS – VAMOS A LA PLAYA B

Lá na praia blefe.

Sim!

Em uma hora em que ela voltar da praia, dê uma bela blefada. Daquela de fazer qualquer mestre do carteado emudecer.

- Um cara veio me perguntar se somos casados.
- E o que você disse?
- Que você é a minha irmã.
- Por quê?
- Para não tirar a esperança do rapaz.

Entenda, a vaidade é o ponto fraco de toda mulher. E, em um ambiente em que ela estará vulnerável, como a praia, você terá tudo de que precisa para convencê-la de que ela pode ter um harém de marmanjos.

PARTE 034 – JOGOS ERÓTICOS – VAMOS A LA PLAYA C

Se vocês se sentirem confiantes, podem fazer uma brincadeira mais ousada.

"Como assim?", você me questiona.

Vou te explicar: escolha um homem que esteja de bobeira.

Para o risco não correr de correr um maníaco com o pau duro atrás dela, prefira um que seja casado.

"Puta que o pariu, homem casado é pior do que homem capado", você está pensado.

Então, opte por um cuja mulher esteja por perto. Já que há a possibilidade de que ele leve umas cacetadas dela. E peça para sua esposa arranjar um pretexto para agachar na frente dele.

Depois, na cama, comente o ocorrido, se divirta e a premie pela ousadia.

PARTE 035 – "NUDES"

Em hipótese alguma fale para ela fazer um "nude".

Mesmo que ela queira.

Pois o "nude" é uma armadilha. Capaz de deixa-la desconfiada.

Como já sabemos, a mulher é um ser sentimental.

E o medo de que a foto vá parar no celular de quem não devia pode fazer com que sua vagina se transforme em um deserto.

PARTE 036 – JOGOS ERÓTICOS – A VOLTA DO AMIGO CANALHA

Aos poucos, vá preparando o terreno para a volta do amigo canalha. Deixando-o a par da jogada Ao lhe falar de como o casal pretende "apimentar a relação".

Para ele o casal irá apimentar a relação.

"Mas como é que eu faço isso?", você deve estar me perguntando.

Comece puxando o assunto. Quiçá, falando desse livro. E pergunte se ele já foi o macho alfa de algum casal.

Depois, como um bom proxeneta, vá vendendo a sua mulher; falando de como ela fica boa de calcinha. Como é o balançar dar tetas de desmamar bezerro.

Nesse momento, o cara ficará louco.

Mostre umas fotos dela para ele. De preferência, com poucas roupas. E diga para ele ir se preparando. Batendo uma punheta, só para aquecer. Que, em breve, você o colocará na jogada.

"Mas o que é que eu vou fazer?", você me pergunta.

Calma.

Pois na Parte 039 você saberá.

PARTE 037 – BANCO DE RESERVA

O bom corno tem que mostrar que está conformado com a condição de segunda opção. Tanto para o macho alfa como para a esposa. Já que o menor indício de que criará problema será o mote de que eles precisam para tirá-lo da jogada.

Afinal, eles só precisam de um horário, um lugar e mais nada.

Nem de plateia.

Logo, o corno deve dar a entender que irá aplaudir cada gozada do macho alfa como o jogador que está sentado no banco de reservas e vê o titular marcar um gol.

PARTE 038 – O 03º ELEMENTO

O macho alfa tem de estar dentro das preferências do corno e da mulher. Por exemplo, se o corno quer vê-la dando para um halterofilista e ela quer dar para um estivador, deve-se encontrar um meio termo. Ou a fantasia não progredirá.

Pois a cama não é um palco de vaidades. E sim, de desejos.

Muitos desejos.

O que envolve negociação.

Negociação que pode esbarrar em um vizinho. Naquele ex-namorado. Ou no professor de Karatê da filha.

PARTE 039 – "NUDES" / JOGOS ERÓTICOS

Lembra-se da recomendação sobre "nudes"?

Nunca peça para que ela os envie.

Contudo, não há mal em recebê-los.

"Como assim?", com indignação, você está indagando.

Lembra-se do amigo canalha?

Parabéns!

Sua memória é boa.

E a dele também.

Posto que, provavelmente, já está com o pau esfolado de tanto que se masturba pensando nela.

Aliás, ele já deve ter pegado alguma foto em que ela esteja sozinha em alguma rede social e se imaginado com ela. Esfregando o pau na boca dela, no pescoço e onde mais ele possa querer.

Esse amigo pelo qual ela já demonstrou interesse.

E já deve ter se imaginado com ele várias vezes.

Então, peça a ele que mande para ela um "nude". Mas não muito agressivo. Uma foto do peitoral, do bíceps ou, no máximo, da bunda, que apareceu, por acidente, no reflexo do espelho.

Algo que não a assuste.

Apenas mexa com o imaginário dela.

E o instrua a, em seguida, se desculpar. Dizendo que foi engano. Que não mais de repetirá.
Aí, você a incentiva a responder com um comentário. A iniciar um diálogo. Um diálogo quente. Em que ela não enviará um "nude", em resposta. Mas se aterá às reais intenções dele. E, por fim, revelará o intento de se mostrar ao vivo e a cores.

Sendo que o importante aqui é que você ligue o "piloto automático" da sua esposa. E a deixe, por si só, procurar por um macho. Pois, a partir desse diálogo, ela sentirá que tem cacife para se arriscar. Para "pensar por conta própria".

"Pensar por conta própria?", você deve ter gritado.

"Uma mulher que pensa por conta própria?", você deve ter sussurrado, agora.

"Você está de brincadeira?", você me afronta.

Não estou.

Você quer que ela dê para outro homem?

"Quero", você assume.

Até o começo desse livro, a sua esposa não soltava um peido, com medo de que alguém imaginasse que ela tem um buraco no meio da bunda.

E, agora, ela está escolhendo o homem que usufruirá dela.

Você tem certeza de que ela está pensando por conta própria?

Ela, simplesmente, pegou tudo a que foi induzida e está colocando em prática.

E, assim, há uma probabilidade expressiva de que, um dia, você entre em casa e a encontre, no sofá da sala, com o bumbum assentado nos joelhos de um adolescente, faixa preta de Jiu-Jitsu. Que ela lhe apresentará como o namoradinho dela.

PARTE 040 – EFEITO COLATERAL

Agora, está tudo indo bem e as engrenagens estão se encaixando. Entretanto, você, na condição de corno, tem de estar realmente preparado para isso.

Já que, em uma casa de swing, por exemplo, a sua mulher pode se engraçar com alguém de que você não goste.

Como um ex-colega de escola que te zoava, te vencia no basquete, futebol e, até, no handebol. Que enganou a sua namorada – aquela com que você queria casar depois da faculdade –, tirou a virgindade dela e a devolveu toda arreganhada.

E, em função dos acontecimentos pretéritos, você queira recuar.

Pare!

Não é hora de "arregar".

Sim! Você tem de assumir a condição de macho beta e deixá-la se divertir à vontade.

Por isso, é importante que você tenha a certeza do que quer. Já que não terá volta.

"Por que não terá volta?", você me pergunta.

Porque você preparou sua mulher para esse momento. Ou melhor, preparou a vida dela para isso. E, agora, qualquer recuo pode resultar em uma coisa: que você volte sozinho.

Posto que a mulher só precisa abrir as pernas.

Um ato que independe de você.

Aliás, não depende nem de que você saiba.

Lembra-se da outra amiga dela?

Por isso, conclua a leitura e faça a você mesmo a seguinte pergunta: "Quero ser boi ou não quero?"

Muuuu!!!

PARTE 041 – MÉTODOS CONTRACEPTIVOS

Os métodos contraceptivos são aditivos inerentes à coisa. Já que a expectativa causada pelo risco de a mulher engravidar é muito excitante.

E a mulher, como já foi dito, é um ser sentimental.

Logo, a ideia de que você assumirá o filho de outro homem pode fazê-la transpirar. Sentindo-se a protagonista da história.

- E se eu engravidar dele? – ela pode perguntar.
- Será uma honra.
- Por quê?
- Porque o meu filho vai ter o pinto grande.

Ademais, a escolha do preservativo denotará uma completa aceitação de ambas as partes.

E a ideia de um anticoncepcional pode levar à escolha de um parceiro fixo.

Dado que, sem camisinha, ele ficará mais à vontade.

E, aqui, vocês podem fazer um drive thru de camisinhas.

Sim! Você pode comprar monte de camisinhas – com sabor de chocolate, menta, morango e até de whisky – e calcá-las, com o fim de que ela faça uma degustação.

Depois, como um bom macho beta, as guarde na bolsa dela.

PARTE 042 – O DIA D

O dia de dar enfim chegou.

Em casa ou numa casa de swing?

Na casa de swing... Qual delas? Perto ou em outra cidade?

Com o amigo canalha... Talvez, seja melhor em um motel.

Lembre-se de que a mulher tem de se sentir confortável.

Afinal...

Isso mesmo: a mulher é um ser sentimental.

Depois, vocês irão escolher a depilação da vagina.
E isso é um presente que se dará para o macho alfa.
Para que ele saiba que a mulher se importa com o que ele pensa.

Não existindo depilação que deixe um macho alfa, como qualquer outro macho do alfabeto grego, mais excitado do que aquela que é em estilo moicano.

E se, quiçá, for do agrado dela, também se pode adornar o outro lado com um plug anal. De preferência, com um que tenha uma pedra que contenha a logomarca dos ThunderCats.

"O olho de Thundera", com um sorriso, você está pensando.

E o macho alfa também pensará.

Por fim, se tratará da roupa que ela vestirá.

A roupa é fundamental.

"Mas qual roupa ela deve usar?", você quer saber.

Uma roupa de mulher casada – sensual; mas comportada.

Porque, se ela for vestida de puta, o amigo pode se assustar.

Vai que ele ache que tem de pagar pelo programa.

Made in United States
Orlando, FL
26 April 2022